ÉTUDE

SUR LES

LÉSIONS DU SYSTÈME VEINEUX

Dans un cas de Rétrécissement de l'Artère pulmonaire

PAR

Maurice LOUBAUD

DOCTEUR EN MÉDECINE

PARIS

IMPRIMERIE VICTOR GOUPY ET JOURDAN

RUE DE RENNES, 71

—

1882

ÉTUDE

SUR LES

LÉSIONS DU SYSTÈME VEINEUX

Dans un cas de Rétrécissement de l'Artère pulmonaire

PAR

Maurice LOUBAUD

DOCTEUR EN MÉDECINE

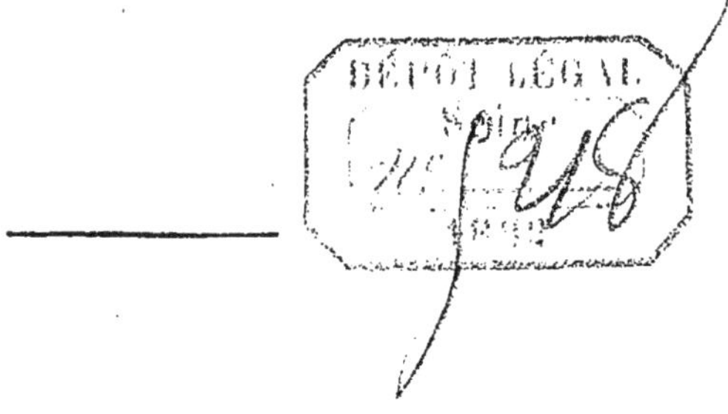

PARIS
IMPRIMERIE VICTOR GOUPY ET JOURDAN
RUE DE RENNES, 71

1882

INTRODUCTION

De tous les orifices du cœur, l'orifice pulmonaire est, sans contredit, celui qui présente le moins souvent des altérations pathologiques. En dehors des anomalies congénitales, il est tout à fait exceptionnel de le trouver malade, même chez les individus dont l'aorte et le cœur gauche sont le siège de lésions profondes et invétérées.

Non seulement on le trouve généralement sain; mais à l'inverse de l'orifice aortique, où la lésion la plus commune est l'insuffisance, pour l'artère pulmonaire, il s'agit presque toujours d'un rétrécissement. Quant aux cas d'insuffisance des valvules pulmonaires, ils sont encore plus rares.

Le rétrécissement est ordinairement congénital, il s'associe alors à d'autres vices de conformation du cœur qui tiennent à un arrêt de développement. D'autres fois, il est bien manifestement acquis, comme on peut s'en rendre compte en lisant les remarquables mémoires de MM. C. Paul (1) et Solmon (2). D'après ces auteurs, cette dernière lésion semblerait résulter le plus souvent d'une endocardite aiguë ou chronique produite par le rhumatisme ou l'alcoolisme. A part cela on connaît peu les causes qui peuvent produire la sténose pulmonaire.

Mais si les causes de cette maladie restent encore à peu près ignorées, on sait, au contraire, qu'elle a pour conséquences fâcheuses; sinon, d'être toujours incompatible avec la vie, du moins d'en abréger la durée par les désordres graves qu'elle produit dans l'économie. Jusqu'ici cependant, sauf les modifications secondaires qui portent sur le cœur, l'artère pulmonaire et les poumons, nous n'avons trouvé signalée dans aucun auteur l'influence nocive de la sténose pulmonaire sur le système veineux en général. Dans les nombreuses autopsies des malades qui sont morts atteints d'un rétrécissement de l'artère pulmonaire, personne n'a été tenté de rechercher si les veines avaient, oui ou non, subi des modifications pathologiques. Nulle part, en effet, il n'est parlé des altérations des parois veineuses comme conséquence mécanique des troubles fonctionnels déterminés par cette affection cardiaque.

Nous avons cru trouver un exemple remarquable de cette influence pathogénique spéciale de la sténose

(1) Du rétrécissement des orifices de l'artère pulmonaire contracté après la naissance de ses symptômes, de ses complications et en particulier de la phtisie consécutive, in *Union médicale*, n°s 97' 112, 1871.

(2) Rétrécissement pulm. acquis. Th., Paris, 1872.

pulmonaire, dans l'observation d'un jeune homme de 21 ans qui entra, au mois de décembre de l'année 1881, à la Pitié dans le service de notre savant maître M. le professeur Verneuil. Son affection consistait surtout en des troubles circulatoires qui avaient retenti sur l'arbre veineux, et déterminé une altération particulière des veines. Cette variété spéciale de lésion du cœur droit, coïncidant avec des anomalies de la grande circulation veineuse, nous a paru assez intéressante pour en faire le sujet de notre thèse.

Mais malgré de nombreuses recherches, nous n'avons pu trouver d'observations analogues dans la science. Fallait-il, pour cette raison, abandonner un fait intéressant? Nous n'avons pas cru devoir le faire, nous rappelant le précepte de M. le professeur Verneuil : « Il n'est pas nécessaire pour concourir à l'œuvre de rassembler personnellement beaucoup de cas, toutes les unités peuvent servir à la condition qu'aucune ne soit perdue. »

Nous n'insisterons dans ce travail, ni sur l'étiologie, ni sur la symptomatologie du rétrécissement de l'orifice pulmonaire; considérant que ce côté de la question a été suffisamment étudié par les auteurs, en particulier, par M. le docteur G. Vimont (1), à la thèse duquel nous renvoyons le lecteur pour tout ce qui a trait aux faits cliniques sur lesquels nous ne pouvons pas nous étendre.

---

(1) Etude sur les soufles du rétrécissement et de l'insuffisance de l'artère pulmonaire.

Nous nous proposons seulement, après avoir exposé les lésions constatées dans les veines, de chercher à en expliquer le mécanisme et la pathogénie, et enfin de voir, en procédant par ordre, de quelle manière la sténose pulmonaire peut retentir sur les veines de tout le système cave inférieur.

Maintenant qu'il nous soit permis d'adresser nos plus sincères remerciements à notre excellent ami M. E. Suchard, interne des hôpitaux et répétiteur à l'école des Hautes-Etudes, ainsi qu'à M. François-Franck, préparateur du cours de physiologie au Collège de France, pour les savants conseils qu'il nous ont donnés dans la rédaction de notre travail.

DIVISION DU SUJET

Nous exposerons d'abord l'observation détaillée du malade avec l'autopsie; puis nous passerons à examen histologique des veines.

Enfin, un deuxième et dernier chapitre, sera consacré à l'anatomie et à la physiologie pathologiques des altérations des veines; ce qui est le but de notre ravail.

ÉTUDE

SUR LES

LÉSIONS DU SYSTÈME VEINEUX

DANS UN CAS DE RÉTRÉCISSEMENT DE L'ARTÈRE PULMONAIRE

CHAPITRE PREMIER.

Anomalies de la circulation veineuse et phénomènes cardiaques chez un jeune homme.

Observation recueillie dans le service de M. le professeur VERNEUIL et communiquée par M. le Dr DURET, chirurgien du Bureau central.

Rost.. .. Louis, âgé de 21 ans, cuisinier, paraît d'une constitution robuste, quoique l'aspect de son visage soit un peu effeminé, et que le système pileux y soit moins développé que chez les garçons de son âge. Son père est mort d'accident; sa mère jouit d'une bonne santé. Il n'a jamais été malade; pas d'antécédents scrofuleux; il n'a jamais eu de douleurs dans les jointures, ni chorée, ni manifestations rhumatismales d'aucune sorte.

Vers l'âge de 15 ans, il s'est aperçu qu'il s'essoufflait facilement en courant, en marchant; puis sont survenus des battements de cœur violents. La gêne de la respiration a augmenté progressivement, et depuis quelques mois, souvent il éprouve de la douleur dans la région précordiale.

C'est à 16 ans, qu'ont commencé à apparaître, vers le bas des jambes et aux genoux, ces dilatations veineuses que nous allons bientôt décrire. Depuis deux ans seulement les varices scrotales se sont manifestées ; enfin l'altération, dans ces derniers temps, a gagné les parois de l'abdomen. Rost.... ajoute que depuis son enfance, il s'est toujours plaint d'une sensation de froid assez vive aux pieds et aux mains : lorsqu'il est au repos, dans le lit, ces extrémités, au contraire, se recouvrent d'une sueur abondante.

Aujourd'hui l'aspect général de ce malade est le suivant :

Sa face est turgide, gonflée, ses lèvres bleuâtres. Lorsqu'on comprime légèrement la peau du visage, qui est violacée, l'impression du doigt produit une tache blanche, qui redevient presque aussitôt d'un rouge vif. Il semble qu'il y ait stase dans le système capillaire général.

Au cou, les veines jugulaires externes se dessinent turgides, violacées et noueuses. Si on en chasse brusquement le liquide sanguin et qu'on l'y laisse revenir, on y observe des battements manifestes, isochrones à la systole cardiaque.

Le cou est court, la poitrine bombée. La peau qui recouvre ces régions a un système capillaire distendu et est bleuâtre comme la face. Sur les épaules, les bras, les avant-bras et les mains, les veines, se dessinent turgides et violettes, mais elles ne sont pas dilatées notablement. Les mains sont froides au toucher, violettes, et les doigts, au voisinage des ongles sont cyanosés.

La même coloration bleu violet, avec marbrures légères de rose et de blanc, s'observe sur la peau de l'abdomen, qui paraît globuleux, surtout au voisinage des hypochondres. Dans la peau de ces régions, on voit deux ou trois grandes irradiations veineuses.

Dans la région sous-ombilicale de l'abdomen, à droite, et à gauche, dans tout le champ d'irrigation des veines sous-cutanées abdominales, on observe des veinules radiées très remarquables, dont les rameaux se dessinent violacés dans la peau. Ces dilatations, qui occupent exclusivement les petites veines de la peau, sont survenues seulement depuis un an. C'est vers la même époque que sont apparues des varices aux parties génitales. Les parois scrotales sont en effet parcourues par des tubes veineux, bleuâtres, très volumineux qui les sillonnent dans tous les sens; quelques-uns ont le volume d'une plume d'oie. Ce cirsocèle est réellement très remarquable par son volume et son étendue.

Par le palper, on reconnaît manifestement un varicocèle énorme : les testicules disparaissent au sein des masses veineuses, flexueuses et plusieurs fois repliées sur elles-mêmes avant de remonter dans le cordon auquel elles donnent au moins le volume du pouce. Dans la peau des faces antérieure, interne et externe des cuisses, surtout à la partie moyenne, existent des veinules serpentines et sinueuses, d'un bleu noirâtre. A la face interne, on ne voit pas cependant se dessiner le tronc des veines saphènes. Sur les jambes, dans toute leur étendue, veines serpentines très nombreuses occupant presque exclusivement l'épaisseur de la peau. On ne voit pas, comme chez les variqueux ordinaires, ces énormes dilatations des veines sous-cutanées qui suivent le trajet de la sous-saphène, ou rampent sous la peau du mollet. Ces dilatations des veinules superficielles s'observent aussi sur le dos du pied, autour des chevilles. C'est en ce lieu, du reste, qu'elles seraient apparues pour la première fois, il y a cinq ou six ans environ. Lorsque le malade est debout depuis plusieurs heures, un peu d'œdème survient sur le dos du pied et autour des malléoles. La teinte du revêtement cutané est alors très violacée, presque noirâtre.

La région *précordiale* est bombée. Par l'application de la main, on y sent un frémissement, une vibration ondulatoire qui se perçoit surtout en dedans du sein gauche. Par la percussion, on trouve une matité d'une étendue considérable, débordant, à droite, le côté droit du sternum de deux travers de doigt. A gauche, elle descend de trois ou quatre travers de doigt au-dessous du sein. La surface de matité mesure au moins dix à douze centimètres transversalement, suivant une ligne horizontale passant au-dessous du sein gauche. Cette matité paraît surtout en rapport avec le cœur droit, qui s'est sans doute considérablement hypertrophié. Elle descend à droite. Jusqu'à l'appendice xyphoïde et se confond avec la matité du foie.

On entend à l'auscultation un bruit de soufle rapeux, systolique, couvrant tout le premier bruit et le petit silence, ayant son maximum d'intensité en dedans du mamelon gauche. La pointe du cœur bat à trois travers de doigt en dehors de ce mamelon ; c'est à peu près sur le milieu d'une ligne allant de cette pointe du cœur au lieu d'auscultation des bruits aortiques que le foyer du bruit de soufle anormal serait situé. Ce bruit de soufle paraît se prolonger un peu selon la direction de l'artère pulmonaire. Dans les carotides, dans les crurales, on entend aussi un soufle systolique. Au foyer aortique, on entend nettement le claquement des valvules sysmoïdes.

La région hépatique est douloureuse à une pression un

peu forte ; on y perçoit des battements hépatiques manifestes.

D'ailleurs le foie est considérablement hypertrophié. Son bord inférieur déborde d'au moins quatre travers de doigt les rebords des fausses côtes. Sur la ligne verticale mammaire, la percussion révèle une hauteur de 18 à 19 centimètres. La rate est aussi très augmentée de volume ; elle a une hauteur d'au moins 16 à 18 centimètres.

Le pouls est petit, dépressible, il présente une oscillation principale, à peu près synchrone au bruit du soufle du cœur ; elle est suivie de deux ou trois petites oscillations secondaires. Les battements du cœur offrent une irrégularité analogue ; il semble que la contraction ventriculaire ne s'opère pas en un seul temps, mais en un temps principal, suivi de deux ou trois contractions secondaires. Le nombre des pulsations est de 52 à 56. Il y a accélération de la respiration : 22 à 24 mouvements thoraciques. De temps en temps, on observe une plus large respiration.

La température générale est abaissée chez notre malade. On trouve 36°4 dans l'aisselle et 37°4 dans le rectum. Un thermomètre placé dans le creux de la main et préservé contre toutes les causes de refroidissement marque 26 à 28 degrés seulement.

Six semaines environ après son entrée à l'hôpital, le 17 janvier, le malade contracte un érysipèle de la face, pour lequel il quitte le service de chirurgie de M. le professeur Verneuil et passe dans le service de médecine de M. le Dr Audhoui. 20 janvier, gonflement énorme de la face, fièvre et adynamie déjà très marquée.

Le mardi 24 janvier, la tête est devenue énorme, le pouls est à peine perceptible dans les radiales. Refroidissement général très marqué surtout aux extrémités inférieures.

Le soir du même jour, à 4 heures, le malade, sans avoir présenté d'autres phénomènes, mourait presque subitement.

Autopsie faite 40 heures après la mort.

Le cœur est considérablement augmenté de volume, poids 530 grammes. Surface lisse, graisse dans les sillons.

Le cœur gauche a un volume à peu près normal. Sa surface est un peu déprimée comme celle du ventricule droit à l'état habituel. A l'intérieur, le diamètre de l'orifice aortique est normal et les valvules sont saines, pas d'endocardite. Rien de particulier également à l'orifice mitral.

Le ventricule droit présente une hypertrophie considérable et ses parois sont très épaissies. Son volume dépasse de beaucoup celui du ventricule gauche. Sa cavité est notablement augmentée. C'est au niveau de l'orifice pulmonaire, qui a pris la forme d'un triangle, que siège la lésion principale. Les trois valvules sygmoïdes, soudées ensemble par leurs bords libres, présentent une espèce de dôme à convexité tournée vers l'artère, *et percé à son sommet d'un orifice qui peut admettre un tuyau de plume d'oie*. Sur la valvule postérieure, font saillie deux petits tubercules d'un blanc rosé. L'eau versée dans l'artère n'est plus retenue par les valvules rigides et passe lentement dans le ventricule.

La valvule tricuspide est intacte.

L'oreillette droite est dilatée. *Le trou de Botal est complètement oblitéré.*

Poumons splénisés, *sans la moindre trace de tubercules.*

Le foie est volumineux et pèse 2,200 grammes. La

surface est irrégulière et bosselée. L'examen histologique fait par M. le professeur Cornil révèle les lésions de la cirrhose à sa première période.

Reins : droit, 180 grammes ; gauche, 175 grammes.

Leur surface est unie, blanche, et leur consistance ferme.

La rate pèse 570 grammes, sa coloration est foncée. Elle est résistante à la coupe. Pas de lésions.

Veines. La veine cave inférieure a des parois très épaissies. La coupe de cette veine est semblable, à l'œil nu, à la coupe d'une grosse artère ; elle est moins extensible cependant que l'aorte.

Les veines des membres inférieurs ont un aspect tout particulier. Malgré que la veine fémorale soit normalement très musculaire, il est facile de voir, dans le cas présent, que cette veine est très épaissie, et sa situation seule peut la faire distinguer de l'artère. La veine saphène interne présente à l'œil nu un aspect analogue.

Nous venons donc de constater un rétrécissement considérable de l'orifice pulmonaire, coïncidant avec une insuffisance très marquée des valvules sigmoïdes. Mais avant de passer à l'examen histologique des altérations des veines, il nous reste à montrer comment on peut distinguer les lésions congénitales des lésions acquises. Cette distinction nous est, en effet, nécessaire à établir, pour savoir à quelle variété de rétrécissement appartient le cas qui nous occupe.

Dans le rétrécissement congénital de l'orifice pulmonaire, il y a ordinairement communication accidentelle entre les cavités droites et les cavités gauches du cœur. Tantôt c'est une perforation de la cloison interventriculaire qui fait communiquer entre eux les deux ventricules, si le rétrécissement apparaît avant la fin du deuxième mois de la vie intra-utérine, c'est-à-dire à une époque ou ces deux cavités sont incomplètement séparées l'une de l'autre. D'autres fois, c'est la persistance du trou de Botal qui continue de permettre au sang veineux de passer directement de l'oreillette droite dans l'oreillette gauche, si la sténose pulmonaire apparaît à une période plus avancée de la vie fœtale. On a également vu que le canal artériel pouvait rester perméable après la naissance dans ce genre de lésion.

Ainsi les rétrécissements congénitaux s'accompagnent, en général, de vices de conformation du cœur. Tels sont leurs caractères distinctifs.

Au contraire, lorsque le rétrécissement est acquis, l'existence d'une communication inter-ventriculaire, ou la persistance du trou de Botal et du canal artériel ne se rencontrent généralement pas, parce que cette lésion se produit à une époque ou le cloisonnement des ventricules et des oreillettes est achevé. Cependant dans certains cas, on a noté la persistance du trou de Botal. « Mais c'est là une simple coïncidence ; en effet, « chez des sujets parfaitement normaux, le trou de Botal n'est pas toujours oblitéré, comme l'ont montré « MM. Parrot, Bizot, Ogle. La communication existe « alors, soit normalement, soit à la suite d'une endocardite, à l'état de simple fente ou de pertuis. » (1).

De sorte que l'absence de toute communication entre les cavités droites et gauches du cœur appartient

(1) G. Vimont, *loc. cit*,

spécialement au rétrécissement acquis, qui ne s'accompagne également, ni de persistance du canal artériel, ni d'arrêt de développement de l'artère pulmonaire.

L'aspect du rétrécissement lui-même n'a aucune valeur distinctive. Car on a trouvé, dans les deux cas, les valvules sigmoïdes soudées par leurs bords libres et formant une espèce de dôme à convexité tournée vers l'artère, et percé à son sommet d'un petit orifice. J. Cruveilhier, (2). C. Paul, (3). Solmon, (4).

De ce fait que notre malade ne présente ni communication inter-ventriculaire, ni persistance du trou de Botal et du canal artériel, il est probable que le rétrécissement de l'orifice pulmonaire était, non pas congénital, mais bien acquis. Ce cas, quelque singulier qu'il puisse paraître, peut cependant être rapproché de plusieurs autres semblables cités par les auteurs ; et il contribue, une fois de plus, à montrer combien est obscure l'étiologie de certains rétrécissements de l'orifice de l'artère pulmonaire.

---

(2) J. Cruveilhier, in *anat. pathol.*, t. II.
(3) C. Paul, *loc. cit.*
(4) Solmon, *loc. cit.*

§ 3.

Examen histologique des veines cave inférieure et saphène interne,

Pratiqué au Laboratoire d'histologie du Collège de France, par M. F. Suchard.

La veine cave inférieure comparée sur des coupes longitudinales à la veine cave normale d'un sujet de même âge présente plusieurs particularités intéressantes.

Tout d'abord la tunique interne qui, à l'état normal, n'est représentée que par une couche de cellules connectives recouvertes d'un endothélium, est triplée au moins d'épaisseur. Elle est formée par du tissu conjonctif renfermant un grand nombre de fibres musculaires lisses.

La lame élastique interne se trouve immédiatement au-dessous et forme, en envoyant de nombreuses lames dans l'épaisseur du vaisseau, des espaces cloisonnés plus étendus qu'à l'état normal. Ces espaces, au lieu de renfermer quelques faisceaux de fibres lisses comme à l'état normal, sont, au contraire, complètement remplis par de gros et nombreux faisceaux musculaires disposés circulairement de manière à former une couche analogue à celle de la tunique musculaire des artères. Au-dessous de cette couche musculaire, on retrouve les faisceaux connectifs de la veine normale qui bientôt sont interrompus par de nombreuses fibres lisses à direction longitudinale. La périphérie du vaisseau est formée par des dépendances des lames élastiques et des faisceaux connectifs.

Il y a donc ici : 1° apparition de nombreuses fibres musculaires lisses dans la tunique interne de la veine cave inférieure.

2° Hypertrophie et augmentation du nombre des faisceaux musculaires des tuniques moyenne et externe.

C'est une lésion de compensation résultant, suivant toute apparence, de la gêne de la circulation pulmonaire.

La veine saphène interne examinée par les mêmes procédés et comparée à une veine saphène normale d'un sujet de même âge n'est pas moins intéressante.

La tunique interne examinée est non seulement épaissie, mais elle présente encore une série de bourgeons successifs comme ceux que l'on trouve dans certains cas d'endophlébite. Ces bourgeons, dont le stroma est connectif, renferment en outre une grande quantité de fibres musculaires lisses s'entre-croisant dans toutes les directions.

La veine saphène interne étant, comme on le sait, une veine à type musculaire, les coupes d'une veine normale montrent une très grande abondance de faisceaux musculaires dans la tunique moyenne du vaisseau. Malgré cela, il est facile de voir que, dans le cas pathologique qui nous occupe, les faisceaux musculaires sont augmentés de nombre et de volume.

Il y a donc dans la veine saphène interne, comme dans la veine cave, hypertrophie de tout le système musculaire du vaisseau, le processus de la lésion est le même dans les deux veines.

Enfin je passe à l'examen des varices cutanées. Des coupes pratiquées perpendiculairement et parallèlement à la surface de la peau, m'ont permis de constater les faits suivants :

Les dilatations variqueuses sont localisées aux réseaux vasculaires du derme et du tissu sous-dermique. Ces réseaux se trouvent situés, comme on le sait, l'un à la base des papilles, l'autre plus bas au-dessous du derme, autour des glomérules des glandes sudoripares.

Ce sont ces deux réseaux qui sont ici considérablement dilatés, sans qu'il y ait du reste dans le derme aucune trace d'inflammation. La constatation de ce fait indique pourquoi ces varices avaient à l'œil l'apparence d'un réticulum, et non l'aspect chagriné que l'on trouve sur la peau toutes les fois qu'il y a congestion et dilatation des veines centrales des papilles. Du reste l'épaisseur, et surtout la densité des faisceaux connectifs du derme peuvent faire comprendre pourquoi les veines centrales des papilles résistent à une cause devant amener une dilatation vasculaire passive.

CHAPITRE II

Anatomie pathologique

L'examen histologique que nous venons de donner, nous montre qu'il y a ici deux faits intéressants à constater :

1° Dans la veine cave inférieure et dans la veine saphène interne, l'augmentation du nombre et du volume des faisceaux musculaires préexistants :

2° L'apparition de fibres musculaires lisses dans la tunique interne de la veine cave inférieure.

Cherchons maintenant à expliquer le processus anatomique de cette lésion.

Pour expliquer l'hypertrophie des faisceaux musculaires qui existent dans les veines cave inférieure et saphène interne, il nous suffira de rappeler la présence à l'état normal de faisceaux transversaux dans les veines (1). Dans les veines profondes et sous-cutanées des membres, les éléments musculaires sont très abondants; ce qui paraît être en rapport avec les fonctions de ces veines, puisqu'elles doivent ramener le sang au cœur malgré l'action de la pesanteur. Ces faisceaux sont moins marqués dans les veines jugulaires, où la couche

---

(1) Ranvier, in *Traité de Tech. histol.*, p. 578.

musculaire est extrêmement mince, ainsi que dans les veines caves.

Mais il est facile de comprendre que, sous l'influence d'une pression sanguine plus forte qu'à l'état normal, le système musculaire préexistant du vaisseau se soit hyperthophié. Il se passe ici un phénomène analogue à celui de l'hypertrophie musculaire des vaisseaux de l'utérus gravide : « On sait effectivement que la fibre musculaire s'accumule en grande abondance dans les veines utérines pendant la gestation. » (Ch. Robin.) Nous pouvons encore comparer le cas dont nous parlons au premier degré des veines variqueuses, ainsi que cela est signalé dans MM. Cornil et Ranvier (1). « Etu-« diées sur des coupes faites dans différentes directions, « les parois des veines variqueuses montrent, à des « degrés divers, une altération qui consiste en une « formation de tissu fibreux dans la partie interne « de la tunique moyenne, accompagnée de l'hypertrophie « des faisceaux de cette même tunique, séparés les uns « des autres par des tissus fibreux de nouvelle forma-« tion. L'épaisseur de la tunique moyenne ainsi modi-« fiée est de deux à dix fois plus considérable qu'à l'état « normal. »

Il est en outre facile de voir comment ces vaisseaux musculaires augmentés de nombre et de volume sont venus faire saillie dans la tunique externe de la veine cave au point d'en constituer les éléments principaux. On sait que cette tunique externe n'est pas très distincte de la tunique moyenne, et que les faisceaux de tissu conjonctif qui la composent se continuent avec ceux de la tunique moyenne. La charpente élastique du

(1) V. Cornil et Ranvier, *Manuel d'histologie pathologique* 2e édit.

vaisseau forme des mailles comblées par des éléments conjonctifs qui communiquent largement avec le tissu conjonctif de la tunique moyenne.

Dans les veines comme dans les artères, ce stroma conjonctif des deux tuniques externes forme un tout continu, ainsi que la charpente élastique. Il en découle un fait bien connu dans la pathologie des vaisseaux, savoir : la propagation des inflammations d'une tunique dans l'autre.

Maintenant, quant à expliquer la présence de fibres musculaires dans la tunique interne, il nous suffira de rappeler la texture de la lame élastique interne des artères et des veines. On sait que cette lame n'est pas uniforme et homogène, mais qu'elle présente de nombreuses irrégularités. Tout d'abord, c'est sur elle que viennent s'implanter, à la manière des figures d'un bas-relief les fibres et les cloisons élastiques qui, après avoir formé la charpente de la tunique moyenne vont constituer à la tunique externe un réticulum de même nature. De plus cette lame élastique est fenêtrée en bien des endroits, en telle sorte qu'elle peut permettre le passage dans la tunique interne de fibres musculaires et d'éléments conjonctifs venus de la tunique moyenne.

C'est par les orifices de cette lame fenêtrée que, dans les maladies des artères, les inflammations se propagent de la tunique interne à la tunique externe et réciproquement : ainsi que cela est du reste indiqué dans le manuel de MM. Cornil et Ranvier au sujet des endartérites. « Dans tous les cas d'endartérite aiguë, il existe « un épaississement considérable de la tunique externe « ou périartérite. » (1).

La tunique moyenne ne renferme dans ces vaisseaux

(1) Cornil et Ranvier. *Lot. cit.*, 2e édit., p. 583.

que très peu de tissu conjonctif, il est facile de comprendre que les effets de l'inflammation ne s'y puissent constater qu'à un stade avancé de la maladie. C'est ainsi que, dans la poche anévrysmale, les éléments musculaires et élastiques ne disparaissent qu'au moment où le tissu conjonctif hypertrophié de la tunique interne se réunit à celui de la tunique externe.

Ces faits anatomiques étant établis, il nous reste à rattacher les lésions secondaires des veines cave inférieure et saphène interne à la lésion initiale, et à en indiquer la physiologie pathologique.

§ 2.

Physiologie pathologique.

Le rétrécissement de l'artère pulmonaire étant, à l'égal des autres lésions cardiaques, soumis aux mêmes lois générales de subordination et de compensation, il est facile de comprendre l'enchaînement des altérations qui, chez notre malade, se sont opérées dans le cœur et dans le système veineux à la suite d'un obstacle placé à l'origine de la petite circulation.

Le premier effet de la sténose pulmonaire a été l'hypertrophie du cœur droit et particulièrement du ventricule. Cette hypertrophie s'explique par la violence plus grande de ses contractions et par le surcroît de nutrition qui en est la conséquence. Les parois sont devenues plus épaisses, plus fermes et plus résistantes qu'à l'état normal. Cette lésion, destinée à fournir à l'organe un surcroît de force qui lui permette de surmonter l'obstacle rencontré par le sang, est une lésion de compensation. Tel est, au premier chef, le caractère de l'hypertrophie. Il faut que le cœur soit, par sa puissance contractile, à la hauteur de la tâche qui lui est dévolue. (M. Raynaud.)

Mais, de ce fait, que toute modification du cœur rend la déplétion plus difficile et moins complète : il en résulte que, si en raison de l'étroitesse de l'ouverture pulmonaire le ventricule droit ne se vide pas complètement, le sang s'accumule dans cette cavité et y détermine une augmentation de pression. Or, comme le contenant tend, en vertu de son élasticité, à se mouler sur le contenu, il s'ensuit des modifications importantes dans les rapports réciproques de dimension et de capacité des parties. Ainsi la distension est la conséquence de la stase habituelle du sang dans une cavité qui ne pouvant plus se vider complètement, contient alors plus de sang qu'à l'état normal et reçoit néanmoins le sang qui lui arrive à la diastole. Effectivement, elle se dilate par l'excès de tension de son contenu qui va croissant à chaque révolution du cœur.

Enfin, si la dilatation du ventricule droit devient telle que l'orifice auriculo-ventriculaire se laisse distendre à son tour, il se produit une insuffisance relative de la valvule tricuspide avec reflux dans le système veineux (1).

(1) Le mécanisme de l'insuffisance tricuspidienne, dans le cas d'obstacle à l'évacuation du ventricule droit sans lésion valvulaire, est connu déjà depuis longtemps.

Etudié spécialement par Adams (2), King (3), et Parrot (4), il consiste essentiellement en ceci : sous l'influence de l'excès de tension intra-cardiaque droite, la partie la moins résistante du ventricule droit, c'est-à-dire sa paroi externe cède à l'effort intérieur. Elle se projette graduellement en dehors et entraîne avec elle le pilier correspondant qui exerce ainsi sur la valve externe de la tricupide une

(2) Adams, in *Dublin Hosp. Rep.*, 1827.
(3) King. *Guy's Hosp. Rep.*, 1837.
(4) Parrot, in *Arch. génér., méd.*, 1865.

De l'évacuation imparfaite du ventricule, et de l'exagération de la pression pendant la période systolique ont résulté, d'autre part, la dilatation et l'hypertrophie de l'oreillette droite : celle-ci, trouvant sans cesse devant elle une résistance inaccoutumée dans la quantité de sang que la cavité ventriculaire tenait en réserve.

Quant aux cavités gauches, elles étaient normales ; recevant des veines pulmonaires une ondée sanguine faible, l'oreillette et le ventricule gauches n'étaient pas soumis à un excès de travail. Ainsi les dimensions du cœur gauche ne vont pas croissant en proportion du cœur droit.

Nous voyons donc que, suivant la loi générale, le ventricule droit, ayant devant lui un obstacle opposé à la progression de la colonne sanguine, augmente ses contractions et s'hypertrophie peu à peu. Tant que le degré de l'hypertrophie et l'énergie ventriculaire sont adoptés au degré de la résistance, la circulation continue à s'opérer d'une façon régulière. Toutefois, si par suite du progrès de la maladie la puissance du ventricule devient, à une certaine époque, insuffisante, alors il se laisse distendre et la dilatation s'ajoute à l'hypertrophie.

---

tracture croissante. Il en résulte en déplacement du bord libre de la valvule, qui laisse imparfaitement clos l'orifice tricuspidence et permet le reflux dans l'oreillette. D'autre part, si la surcharge cardiaque droite persiste, on observe la dilatation graduelle de l'anneau fibreux et l'insuffisance auriculo-ventriculaire se constitue ainsi d'une façon définitive. C'est le mécanisme admis pour tous les cas d'insuffisance tricuspidienne secondaire, consécutive, soit à une lésion du cœur gauche (Beau) ; soit à une affection chronique du poumon avec gêne considérable de la circulation pulmonaire (Parrot).

Le cas qui nous occupe parait devoir rentrer dans cette dernière catégorie : chez notre malade au lieu de siéger dans le poumon lui-même, l'obstacle existait à l'orifice de l'artère pulmonaire. Au point de vue des conséquences, c'est tout un.

Mais une lésion en appelle une autre avec une sorte de constance mathématique ; si bien que les conséquences mécaniques du rétrécissement de l'orifice pulmonaire peuvent se faire sentir jusque dans le système veineux et y déterminer des modifications pathologiques dues à la rupture de l'équilibre circulatoire, à la stase et à l'excès de tension du sang. Par le fait que l'harmonie de la circulation est intimement liée à la liberté parfaite des orifices et au libre jeu des valvules, par lesquelles ces orifices sont alternativement ouverts ou fermés ; il est évident que toute lésion, portant sur un point quelconque de ces orifices et venant entraver le libre jeu des valvules, aura pour effet de troubler l'harmonie de la circulation, non seulement dans le cœur lui-même, mais encore dans tout l'arbre vasculaire. Car dans un système de tubes continus, un obstacle placé à un point de ce système doit se faire sentir dans tous les autres points ; de telle sorte que les dimensions des orifices du cœur ne peuvent être diminuées, quelle que soit la cause qui existe, sans qu'il en résulte des désordres graves dans l'appareil circulatoire.

Le malade, dont nous rapportons l'observation complète dans notre travail, nous en offre un remarquable exemple.

Chez lui, le système veineux en général est considérablement dilaté, et les veines cave inférieure et saphène interne présentent une augmentation notable du nombre et du volume des éléments musculaires de leurs parois. Assurément, il ne vient à l'esprit de personne, de ne pas voir dans cet intéressant fait pathologique, une conséquence secondaire du rétrécissement de l'orifice pulmonaire.

Déjà, M. le professeur Verneuil a eu plusieurs fois

l'occasion de signaler les rapports qui lient le cœur droit aux dilatations variqueuses des membres (1).

En raison de l'obstacle placé à l'origine de la petite circulation, le sang n'est plus chassé qu'incomplètement par le ventricule droit du côté de l'artère pulmonaire. Consécutivement, l'oreillette ne se vide pas complètement, et en se contractant, elle fait refluer dans les veines caves une portion du sang qu'elle contient, puisque l'embouchure de la veine cave supérieure est dépourvue de valvule et que l'inférieure ne possède qu'une valvule incomplète.

Les veines caves sont donc les premières à recevoir le contre-coup de ce reflux, dont l'effet est marqué par le gonflement des veines jugulaires d'une part, et par la congestion passive du foie et les battements hépatiques de l'autre; mais eu égard à l'action de la pesanteur qui vient s'ajouter à l'excès de tension intra-veineuse résultant de la gêne circulatoire, la veine cave inférieure doit opposer à la dilatation une puissance contractile plus grande que celle de la veine cave supérieure; de telle sorte que son élasticité et sa contractibilité sont constamment mises en jeu d'une façon excessive et nuisible.

Il est alors permis d'en inférer que, sous l'influence de cette action, combinée de la pesanteur et de l'augmentation de pression du sang, les faisceaux musculaires de ce gros tronc vasculaire soumis à l'irritation fonctionnelle s'accroissent en nombre et en volume. Cette modification pathologique fournit aux parois un surcroît de force qui leur permet de résister à la rupture, et de lutter contre l'obstacle qui s'oppose à la progression du sang. C'est encore une lésion de compensation identique, quant au processus anatomique, à celle du cœur.

---

(1) Verneuil, in *Dict. encyclop. des sciences méd.*, art. Aine.

Mais ici, comme cette compensation ne peut être ni assez complète, ni assez puissante pour résister longtemps ; les veines des membres inférieurs, ayant à lutter de leur côté, devront forcément, en vertu de leur activité exagérée, subir des altérations pathologiques analogues. Effectivement, nous avons vu que les parois de la fémorale et de la saphine interne, normalement très musculaires, étaient considérablement hypertrophiées.

Il nous reste enfin à expliquer le mécanisme des varices sous-cutanées. Ces varices encore peu avancées, sauf les varices des veines spermatiques, ne présentaient, au point de vue de la structure des veines dilatées, aucune particularité intéressante. Elles sont dilatées, mais non épaissies, et dérivent, suivant toute apparence, de la même cause que la dilatation des veines cave et saphène interne. Ce qui le prouve c'est que les veines se sont dilatées aux points où le tissu ambiant présente la moindre résistance : c'est-à-dire, dans le tissu sous-dermique au niveau du réseau profond des veines de la peau. On sait, en effet, que le derme est un tissu dense qui se laisse plus difficilement distendre que le tissu conjonctif lâche sous-jacent.

Enfin la stase dans le système capillaire général peut nous expliquer un symptôme observé sur le malade pendant la vie, savoir : la coloration bleuâtre et violacée de la face, des bras, des mains et de la peau de l'abdomen.

Cet exemple ne permet pas d'attribuer à la cyanose la cause unique défendue par Corvisart et E. Gintrac, c'est-à-dire le mélange des deux sangs dans le cœur. L'observation journalière démontre encore qu'elle apparaît chez l'adulte dans la période systolique des affections valvulaires du cœur, et à la suite de plusieurs maladies du poumon, notamment l'emphysème. Quand M. Salmon écrit que « toutes les fois que l'on trouvera « de la cyanose avec un cœur se contractant énergique- « ment, on pourra affirmer que le sang artériel et le « sang veineux se mélangent quelque part dans le « cœur; » il va beaucoup trop loin. Dans sa thèse même, on trouve deux cas (obs. VI, obs. VIII), dans lesquels la cyanose est notée avec un rétrécissement pulmonaire sans communication intra-cardiaque. Ici nous n'avions pas, non plus, de vices de conformation du cœur.

De son côté, M. C. Paul est trop absolu quand il dit dans son mémoire : « Il faut rayer la cyanose des symptômes du rétrécissement pulmonaire. » Nous préférons considérer avec Ferrus (1), Louis (2), et Rokitansky, la cyanose comme étant due, non pas uniquement au mélange des deux sangs, mais comme pouvant être aussi le résultat d'un défaut d'oxygénation du sang.

C'est à cette dernière manière de voir que nous nous rattachons pour expliquer la cyanose observée chez notre malade.

En effet, par suite de l'obstacle mécanique placé à l'origine de la petite circulation, l'entrée moins facile du sang dans l'artère pulmonaire amène la stagnation d'une trop grande quantité de ce même liquide dans le ventricule droit, dans l'oreillette et dans les veines, et rend ainsi l'hématose incomplète, d'où insuffisance d'oxygène et excès d'acide carbonique.

---

(1) Ferrus, in *Dict.* en 30 vol., art. cœur.
(2) Louis, Mémoire in *Arch. de médecine*, 1823.

CONCLUSIONS

On voit que le rétrécissement de l'orifice pulmonaire crée des modifications importantes dans tout l'arbre veineux.

Par le seul fait que la sténose pulmonaire oppose un obstacle mécanique au cours du sang il en résulte :

1° Une hypertrophie du ventricule droit ;

2° Une augmentation considérable de tout le système musculaire des principaux troncs veineux du système cave inférieur.

Ces lésions secondaires du cœur et des veines appartiennent au genre de lésions dites de compensations. Elles sont effectivement destinées à combattre les fâcheux effets de la maladie de l'orifice de l'artère pulmonaire.

www.ingramcontent.com/pod-product-compliance
Ingram Content Group UK Ltd.
Pitfield, Milton Keynes, MK11 3LW, UK
UKHW012306240726
13966UKWH00004B/1676